DES ACCIDENTS

QU'OCCASIONNENT

LES DENTS MORTES

ET LES RACINES,

ET DU

DANGER QUE PRÉSENTE LEUR CONSERVATION

DANS LA BOUCHE

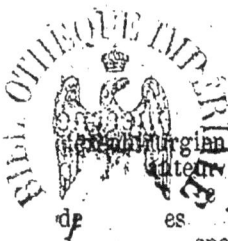

AR F. JARDEL

MÉDECIN-DENTISTE,

......rgi.... es marines du commerce, française et anglaise,
.....te.. 'un Traité sur l'absorption des gencives
.... des alvéoles, et sur son traitement;.
d.... es. .cles sur les causes des maladies des dents, etc., etc.;
spondant et intermédiaire (dans la Côte-d'Or)

D'AUGUSTE BOISSONNEAU

officier et chevalier de divers ordres, oculariste des armées et des hôpitaux civils
pour l'application, selon ses méthodes,

D'YEUX ARTIFICIELS

－·+ ✻ ⁑+·－

Les petites causes produisent souvent de grands effets.

—

Si on avait le pouvoir de faire disparaître de la surface
de la terre ou les charlatans ou le choléra, il faudrait
laisser le choléra.　　　　GRATIEN, de Semur.

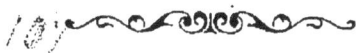

Dijon

IMPRIMERIE LOIREAU-FEUCHOT,

place Saint-Jean, 1 et 3.

1856

C'est avec le sentiment de mon impuissance que j'ai osé aborder un sujet si grave, si complexe, si difficile, si nouveau ; et je ne me serais jamais décidé à livrer au public *éclairé* cette esquisse incomplète, si je n'avais pensé qu'il saurait y découvrir ma conviction, mon zèle à m'occuper, dans la limite de mes moyens, de ce qui concerne son bonheur et sa santé, mon amour pour la spécialité que j'ai choisie, ma haine pour le charlatanisme et l'empirisme, haine motivée par les erreurs qu'ils propagent et les maux qu'ils provoquent, mes efforts constants pour me rendre digne de la confiance dont il m'a toujours honoré, et que, pour ces raisons, il me pardonnerait les imperfections de cet opuscule et la témérité qui l'a produit.

F. JARDEL,

Médecin-dentiste, rue Bossuet, 18.

DES ACCIDENTS

QUE TRAÎNENT APRÈS ELLES

LES DENTS MORTES ET LES RACINES,

ET DU

DANGER QUE PRÉSENTE LEUR CONSERVATION

DANS LA BOUCHE.

Définitions.

Dans l'épaisseur du bord libre des mâchoires, sont creusées des cavités qui servent à loger les racines des dents et qu'on appelle *alvéoles*.

Cette même portion des os maxillaires est recouverte par la gencive ; celle-ci envoie dans les alvéoles un prolongement qui constitue une membrane fibreuse, résistante, par laquelle les dents sont retenues mécaniquement dans les alvéoles ; c'est le périoste alvéolo-dentaire.

Les racines sont percées, dans le sens de leur longueur, d'un canal qui, en arrivant à la couronne de la dent, se convertit en une cavité.

Par ce conduit passe un pédicule vasculo-nerveux qui s'épanouit dans le corps de la dent, pour y former une sorte de ganglion qu'on appelle pulpe, bulbe ou papille dentaire.

Cette pulpe se compose d'un nerf, d'une artère, d'une veine, et probablement aussi de quelques vaisseaux absorbants.

La sensibilité exquise dont elle jouit semble avoir pour but de protéger la dent contre les causes morbides générales.

L'artère apporte à la dent les matériaux de la nutrition, comme le nerf lui apporte l'incitation nerveuse ; l'un est fourni par une branche des nerfs trifaciaux, tandis que l'artère est donnée par une division de la maxillaire interne.

Par le fait de cette organisation vasculo-nerveuse, les dents sympathisent non-seulement entre elles, mais encore avec tout le système, et les dents et les parties qui leur sont annexées sont ainsi rendues solidaires les unes des autres.

De la présence et de l'intégrité de la pulpe dépendent la santé et la vitalité des dents.

Quand cette pulpe a été détruite, soit par la suppuration, soit par une cause violente, la dent meurt et devient alors *corps étranger et nuisible*.

Les dents malades, c'est-à-dire affectées de carie simple ou compliquée, peuvent bien produire des accidents fâcheux du côté des organes de la bouche et même des autres organes plus ou moins éloignés ; mais ces accidents ne seront jamais que symptômatiques et passagers, et les dents ne sauraient, dans aucun cas, provoquer la plus légère affection *idiopathique* dans les parties qui leur sont annexées (la fistule dentaire, par exemple), et encore moins d'autres lésions plus graves du périoste, des alvéoles et des mâchoires.

Les dents mortes et leurs racines jouissent seules de ce triste privilége.

Par la déplorable ignorance de cette vérité , les dentistes *en général* deviennent des êtres *malfaisants*, destructeurs involontaires de la santé et du bonheur de leurs semblables.

Observations générales.

L'observation nous fait découvrir qu'il existe, en pathologie dentaire, deux lois constantes dans leurs effets.

En vertu de la première , toute dent atteinte d'un commencement de carie périra *certainement* si l'art n'intervient à propos ; par la seconde de ces deux lois , une dent dont la pulpe aura été désorganisée, amènera nécessairement, dans un temps plus ou moins éloigné , la perte de toutes les autres ; ce dernier résultat sera lent ou rapide, selon les circonstances tirées de l'âge du sujet, de sa constitution, de son état de santé à l'époque de la formation des dents, de sa négligence ou de son exactitude dans les soins hygiéniques de la bouche.

Les dents, en raison de la densité de leur structure, de la grande activité artérielle et de l'irritabilité nerveuse de leur pulpe, résistent pendant longtemps aux causes de maladie ; mais aussi, quand celle-ci a une fois triomphé et produit une altération matérielle , la dent ne saurait s'en débarrasser, comme les autres os, par sa puissance curatrice, et son organisation lui est ici

désavantageuse et ne sert qu'à hâter sa mort. En
effet, toute dent cariée réagit, par son action vi-
tale, contre la substance corrosive qui a détruit
une partie de sa structure osseuse ; de cette réaction naît un état phlegmasique qui augmente la
quantité de cette substance, et celle-ci, par son
contact, augmente elle-même l'inflammation ; et
c'est ainsi que la mortification s'avance rapide,
jusqu'à ce qu'elle s'empare de la pulpe et entraîne
sa destruction ; quand celle-ci est arrivée, la dent
cesse d'être sous l'influence de la maladie, et
tombe sous le coup des lois d'expulsion que la nature applique à tout corps étranger ; dès lors la
putréfaction et les causes mécaniques se chargent
seules de l'élimination de la dent frappée de
mort. La couronne disparaît généralement assez
vite, mais les racines se trouvant protégées da-
vantage, persistent plus longtemps, et la nature
ne parvient à s'en débarrasser complètement
qu'après dix et même quinze ans passés dans
des efforts continus.

Ces phénomènes d'élimination ne sauraient
être contestés, et tout dentiste doué de quelque
talent d'observation, s'il n'est pas seulement un
manœuvre (comme c'est malheureusement la
règle), aura pu remarquer que chaque racine
extraite quelque temps après la mort de la dent
et la destruction de la couronne, aura sensible-
ment diminué de volume, et que cette diminution
sera d'autant plus apparente qu'il se sera écoulé
plus de temps depuis la mort de la dent et de-

puis l'isolement de cette racine dans son alvéole ;
son extrémité présentera toujours les traces de
l'absorption, de la corrosion : lisse ou rugueuse,
pointue ou tronquée, mais presque toujours pri-
vée du périoste dans cette même partie, celui-ci
présentera alors un bourrelet plus ou moins
épais, de couleur pâle ou rouge , selon que l'inflammation était alors aiguë ou chronique ;
d'autres fois, le périoste enveloppe la racine dans
toute sa longueur, mais il est dans ce cas généralement épaissi , ramolli, pulpeux, offrant quelques traces de suppuration.

Les causes par lesquelles s'opère l'absorption
de ces dents et de ces racines amènent l'inflammation et plus tard la suppuration dans les
parties environnantes, qui sont ainsi détruites
par degré; pendant ce temps les racines sont en-
vahies elles-mêmes par la putréfaction, et on les
voit déterminer alors la même irritation morbide
sur les dents vivantes, leur périoste, les gencives,
les alvéoles et les mâchoires, et sur le système
en général, que celle qui est provoquée par tout
autre organe ou partie d'organe affecté de gan-
grène, de mortification, de carie, etc., etc. sur
les parties voisines et sur la constitution.

La vérité de ce que j'avance sera démontrée
par l'examen sur le cadavre ; dans ce cas, une
investigation attentive fera découvrir que les
parties qui environnent les racines des dents
frappées de mort pendant la vie du sujet, ne sont
jamais complètement exemptes d'altération ; au

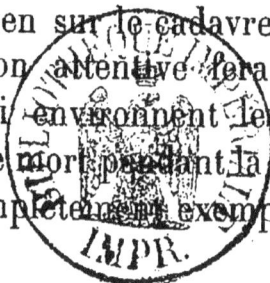

contraire, elles présenteront toujours des traces de phlegmasie et de suppuration plus ou moins évidentes ; les os seront quelquefois ramollis ou épaissis et offriront à la vue des stries brunes, rougeâtres, noires dans certains cas, et qui, partant de l'extrémité des racines, se prolongeront plus ou moins : partout où il existera des alvéoles, ceux-ci porteront l'empreinte de la maladie et seront ordinairement percés de trous qui auront donné passage à la matière purulente.

Symptômes et marche.

Le travail qui a pour but l'expulsion et l'absorption des racines des dents mortes est lent au début, et les symptômes consécutifs sont généralement chroniques au commencement, mais susceptibles de revêtir la forme aiguë ; plus tard, ils ne quittent plus l'état chronique ; dès lors l'inflammation produit peu de douleur dans les parties affectées ; si cependant il survient une cause puissante d'excitation, le malade peut alors être pris d'une vive douleur, qu'il faut se garder de confondre avec le *mal de dent ;* car celui-ci est produit par l'inflammation aiguë de la pulpe d'une dent cariée, tandis que l'autre, existant indépendamment du nerf dentaire qui a été détruit, est occasionnée par l'état phlegmasique aigu du périoste et des parties qui environnent les racines des dents mortes. Les deux états pathologiques se distinguent l'un de l'autre en ce que le *mal de dent* est plus concentré, plus régu-

lier., et se trouve un peu soulagé par la pression qu'on exerce sur la dent malade; tandis que
la douleur dont il s'agit s'irradie plus ou moins,
change de place et s'exaspère par le toucher.

Cette douleur n'accompagne pas toujours
l'existence de ces racines; il est même digne [de
remarque qu'elle surviendra d'autant plus rarement que leur nombre sera plus considérable;
dans ce dernier cas, la réaction constante qui se
fait de l'une sur l'autre maintient toutes ces parties dans un état chronique qui n'éveille aucune
douleur.

C'est cependant alors qu'elles sont susceptibles
de déterminer les plus sérieux désordres du côté
de la bouche et de l'économie par l'irritation
plus grande et plus étendue qu'elles occasionne-
ront. Dans ces circonstances, c'est-à-dire quand
les mâchoires contiendront une grande quantité
de ces corps pourrissants, l'abondante suppuration fournie par eux et par les parties environnantes, arrivera dans l'estomac dans une assez
grande proportion pour troubler les digestions et
provoquer diverses maladies symptômatiques et
idiopathiques des organes digestifs ; une autre
partie de cette suppuration sera dispersée par les
absorbants à travers les organes, pour y produire
des troubles divers, et les émanations fétides qui
s'élèveront de toutes les parties putréfiées cor-
rompront l'haleine et vicieront l'air qui traversera
la bouche pour arriver aux poumons. Ne peut-
on pas admettre aussi qu'elles seront capables

d'altérer matériellement le sang et les organes si délicats et si précieux de la respiration? Pour moi, je n'hésite pas à le croire. Pendant ce temps les racines seront une cause directe d'accidents nerveux, par l'irritation constante et mécanique qu'elles exerceront sur les rameaux dentaires, division de la cinquième paire, avec lesquels elles seront en contact, et sur les filets nombreux qui se répandent dans la gencive, où ils se lient au grand sympathique. Ces fibres nerveuses doivent, au reste, se trouver comprises dans l'altération morbide qui s'est emparée de toutes ces parties.

Les considérations qui précèdent suffisent pour faire comprendre que les racines et les dents mortes devront très-fréquemment devenir la cause efficiente de plusieurs affections nerveuses ou rhumatismales de nature alarmante et s'accompagnant de vives douleurs. Dans le catalogue de ces maladies, nous trouverons diverses migraines, les névralgies de la face, les maux d'oreilles, les maux d'yeux, les convulsions, l'épilepsie, l'hystérie, et divers désordres de l'estomac.

J'ai lu dans un auteur l'histoire d'un cas de folie qui n'avait pas eu d'autre cause.

Qu'il me soit permis d'observer en passant que les maladies symptômatiques des affections de la bouche *doivent* être prises trop souvent pour des maladies *primitives*, traitées en conséquence de cette erreur de diagnostic et *dès lors* plutôt exaspérées que guéries ; c'est qu'il est très-difficile de remonter aux dents pour y trouver la cause productrice de ces maladies, parce que les dents mortes et les racines, je le répète, quand elles sont nombreuses, ne déterminant aucune douleur, n'éveillent pas l'attention du malade.

Terminaison.

Pendant que la nature s'évertue à détruire par degré les corps étrangers, l'action morbide qu'elle emploie à cet effet se communique aux parties voisines ; des causes nouvelles de maladie sont créées, et les ravages s'étendent : les alvéoles, le périoste des dents voisines, sont envahis successivement par la maladie ; les dents saines sont frappées de carie ou s'ébranlent au point de tomber d'elles-mêmes, et celles qui sont déjà malades marchent plus rapidement vers la mort. Cette marche est quelquefois si prompte, que quelques années suffisent pour convertir la bouche en un cloaque impur, d'un aspect repoussant.

Si, à la résistance naturelle que les dents mortes, en raison de la densité de leur structure, présentent aux efforts d'élimination, se joignent d'autres obstacles ; si les racines, par leur forme irrégulière, sont maintenues mécaniquement dans les alvéoles ; si ceux-ci et les mâchoires ont une conformation particulière qui retarde leur absorption ; s'il existe quelque maladie des organes voisins (des glandes, par exemple) ou cer-

tains troubles dans la santé générale qui vien-
dront réagir sympathiquement sur les parties
annexées aux dents ; si, enfin, il se trouve là des
dents artificielles posées sans jugement ; oh ! alors
ces dents mortes et ces racines seront capables
de produire les affections de la bouche les plus
déplorables et les plus dangereuses : *une suppuration très-abondante, les tumeurs des gencives
(épulies, parulies), les abcès fistuleux, la nécrose
des mâchoires, les maladies des sinus maxillaires,* etc.

Quand la maladie est arrivée à cet état de
complication, elle peut provoquer des accidents
de mauvaise nature, cancéreux même, et dans ce
cas la vie n'est plus qu'un fardeau insupportable,
en attendant que la mort la plus horrible et la
plus douloureuse vienne délivrer le pauvre pa-
tient de tous ses maux.

J'ai vu une fois une terminaison de ce genre
être la suite d'une dent à pivot posée inconsidérément ; de ce que je vais dire il ne faut pas
conclure cependant que je proscris d'une manière absolue ce système de restauration ; j'obser-
verai seulement que *la dent à pivot* ne doit être
employée que dans des cas exceptionnels et dans
des circonstances particulières.

Une dame de ma connaissance s'était livrée
aux mains d'un de ces mécaniciens-dentistes
qui, étrangers à toute étude médicale, font le
métier de poser tant bien que mal, et sans connaissance de cause, les dents artificielles.

Celui-ci avait donc inséré une dent à pivot dans la racine d'une canine ; l'irritation produite par cette opération injudicieuse amena une tumeur qui se convertit en abcès fistuleux, pour prendre plus tard un caractère cancéreux. Cette pauvre dame perdit en quelques années le nez et une partie du visage ; enfin, après avoir été pendant longtemps un sujet d'affliction profonde pour ses amis, de dégoût pour elle-même, et après avoir enduré d'horribles souffrances, cortége inséparable de cette cruelle maladie, elle vit avec bonheur la mort venir à son aide en tranchant le fil de ses tristes jours.

Pour adoucir ce lugubre tableau, hâtons-nous de dire que toutes les maladies de la bouche et des dents peuvent être guéries par un traitement rationnel, pourvu toutefois que la constitution n'ait pas été complètement ruinée. Cependant, j'ai peine à le dire, la plupart des personnes qui portent ces tristes affections ne consentent pas volontiers à un traitement *substantiel* qui les guérirait *sûrement* : réfractaires aux meilleures raisons, qu'elles ne comprennent pas toujours, imbues à ce sujet des plus absurdes préjugés qui ont pris naissance dans les carrefours et dans des *réclames stupides,* n'ayant pas conscience de la gravité de cet état pathologique, et n'étant pas toujours (faut-il l'avouer) convenablement stimulées par les conseils pressants du médecin qui a leur confiance, elles viennent nous trouver pour des opérations qu'elles ont souvent la prétention d'indiquer, et qui, lorsqu'elles sont faites par une lâche complaisance, sont dangereuses, inutiles, ou procurent tout ou plus un soulagement passager.

Chez les individus robustes, peu nerveux, dont les sympathies sont difficilement éveillées, les maladies de la bouche peuvent prendre de grandes proportions sans être accompagnées de symptômes douloureux, soit locaux, soit généraux, et sans avoir donné lieu à aucune incommodité apparente. Dans ces circonstances, la maladie marche d'un pas si lent, si régulier, et cependant si certain dans ses résultats, qu'il arrive un temps où il n'existe plus dans la bouche une partie ayant conservé son intégrité. Mais bientôt ces maladies décroissent de la même manière qu'elles ont avancé, et la nature seule opère la guérison par l'élimination de chaque dent, du tartre, et l'absorption consécutive des alvéoles.

La marche heureuse que je viens de signaler se montre rarement, et si la nature guérit quelquefois les maladies de la bouche, c'est toujours en provoquant des accidents plus ou moins graves, selon l'intensité de l'affection et la susceptibilité constitutionnelle, et aux dépens d'organes précieux que l'art eût conservés s'il eût pu intervenir en temps opportun.

Quoi qu'il en soit, quand la guérison a été opérée par l'expulsion de toutes les dents et par l'absorption du périoste, des gencives et des alvéoles, l'individu jouit d'une santé et d'un bien-être qu'il ignorait depuis des années.

Traitement.

Les auteurs ayant confondu les symptômes produits par les dents mortes avec ceux qui sont occasionnés par les dents affectées de carie, ont propagé des erreurs qui, traduites en traitement et en opérations, ont donné les résultats les plus déplorables.

Partant de cette croyance erronée, que les maladies idiopathiques de la bouche et les désordres constitutionnels qui se présentent sont dus exclusivement aux dents cariées, ils recommandent la destruction violente du nerf dentaire, et par suite la vitalité de la dent, pour prévenir les accidents qui accompagnent sa destruction graduelle. Les moyens dont ils préconisent l'usage sont la cautérisation, la dilacération de la pulpe, la luxation de la dent, son extraction, etc. Ces opérations cruelles et absurdes, bien loin d'amener la guérison, créent de nouvelles causes de maladies, accélèrent la perte des dents qui sont déjà malades, et provoquent la carie sur celles qui étaient saines auparavant. Les effets déplorables qui accompagnent cette manière d'agir jettent de la défaveur sur un art qui, exercé selon des principes plus rationnels, peut et doit *toujours* guérir.

Les efforts employés par la nature pour se débarrasser d'un corps étranger et les conséquen-

ces morbides qui en découlent sont proportion-
nels à la résistance opposée par ce corps ; de
sorte qu'il est facile de voir qu'une dent qui aura
perdu sa vitalité par une manœuvre violente dès
le commencement de la maladie, offrira plus d'obstacles au travail de putréfaction (voie naturelle
d'élimination employée par la nature), et partout
produira une action morbide plus grande et plus
étendue que celle qui, pendant la marche de la
carie, aura été plus ou moins détruite par la mortification. Ces considérations s'appliquent également aux dents plombées en temps inopportun, à
celles qui ont été luxées ou retransplantées ; dans
l'un et l'autre de ces cas, la marche de la nature
est enrayée et les conséquences sont funestes. Il
y a six mois à peu près que j'ai eu l'occasion de
donner des soins à une jeune et charmante per-
sonne qui, trois ans auparavant, était allée trouver un dentiste pour qu'il la débarrassât d'une
dent très-douloureuse ; celui-ci, par une manœuvre malheureuse, enleva deux dents à la fois : celle
qui était profondément cariée et sa voisine, qui
était intacte ; voulant réparer la faute commise,
il replaça dans son alvéole la dent saine ; mais
tels furent les résultats produits par ce procédé,
que dans cet espace de trois ans cette intéressante
demoiselle avait perdu une partie de ses dents,
dont la plupart se trouvaient converties en fétides
chicots; par l'extraction de cette dent, cause de
tant de maux, et des racines existantes, par des
soins convenables et des opérations rationnelles

pratiquées ensuite sur les dents cariées, je fus assez heureux pour remettre la bouche dans un état de santé parfaite qui ne s'est pas démentie depuis.

J'ai pourtant pratiqué moi-même ces abominables opérations à mon début dans la carrière, et c'est avec un bien sincère repentir que je demande pardon à mes pauvres clients d'alors pour les maux involontaires que j'ai dû leur causer : je ne me souviens jamais sans éprouver de vifs remords que j'ai, il y a bientôt dix ans, servi de parrain et de propagateur à un instrument de supplice, le *phlogo-thérapeudonte*, qui est heureusement abandonné.

Il est une règle sans exception : c'est que toute dent qui a perdu sa vitalité ou qui se débat contre la mort ne saurait être *conservée* par aucun des *remèdes* que la science, dans ses abus les plus ingénieux, soit capable d'inventer ; d'un autre côté, les dents mortes et les racines étant la cause la plus prochaine et la plus active des maladies de la bouche et du système, devront être sacrifiées, à part quelques exceptions.

Ceux qui environnent les racines du plus profond respect et qui veulent qu'on les conserve à tout prix, se fondent sur leur utilité dans l'acte de la mastication ; mais il se présente l'un et l'autre de ces deux cas : ou bien il n'y aura que des *racines* dans la bouche, et dès lors l'absence de rapport entre les deux mâchoires rendra presque impossible l'engrenage par lequel la trituration des aliments se fait : ou bien il existera quelques molaires se rencontrant : mais, dans ce cas, l'occlusion de la bouche étant limitée par ces dents, les racines qui seront là se trouveront trop écartées l'une de l'autre pour pouvoir rendre les services dont on parle. En supposant même leur utilité plus grande que celle des gencives rendues saines par leur absence et redevenues, pour ainsi dire, cartilagineuses, trouverait-on là une compensation aux maux qu'elles provoquent *toujours ?*

C'est ici le cas de flétrir de toute la force de mon indignation et de ma conviction ces annonces nauséabondes qu'on lit tous les jours dans les journaux de Paris, qui font savoir au public, malheureuses victimes ! qu'il est posé *là-bas* des dents et des dentiers sans l'extraction d'aucune racine. Les provinciaux, flattés ainsi dans leur peur et leurs préjugés, font des voyages coûteux et reviennent le plus souvent avec des pièces artificielles qu'ils ne peuvent supporter, qu'ils délaissent ensuite, après avoir éprouvé des tortures dignes de figurer dans l'enfer du Dante.

J'ai remplacé, il y a peu de temps, par un dentier à base métallique une double pièce en hippopotame qui avait été confectionnée à Paris d'après ces principes, c'est-à-dire ajustée sur des racines. Son infortuné propriétaire, armé d'un courage stoïque, avait longtemps lutté contre des douleurs affreuses. Dans plusieurs voyages

qu'il avait dû faire à l'*intention* de son *célèbre*
dentiste, celui-ci lui avait toujours recommandé
la patience et la résignation, l'assurant bien qu'il
finirait par s'habituer, à la longue, à la présence
de son dentier. Mais, ne voyant pas ces promesses
se réaliser et lassé enfin de ses tortures, il s'a-
dressa à moi. En examinant sa bouche, je la
trouvai dans un état affreux ; les gencives étaient
gonflées, bleuâtres, sanguinolentes, exhalant
une odeur fétide. La pression exercée par le dentier avait causé une inflammation aiguë générale, par laquelle l'absorption de ces *chicots* et
des parties environnantes marchait avec tant de
rapidité, que la bouche de la veille ne ressem-
blait plus à la bouche du lendemain, et que la
coaptation précise de la pièce, qui avait existé
probablement les premiers jours, ne pouvait plus
avoir lieu depuis longtemps. Comme c'était un
homme intelligent, il me fut facile de lui faire
accepter mon raisonnement. Je proposai l'extraction immédiate de toutes les racines existantes, et l'opération fut faite séance tenante, et
presque sans efforts et sans douleur, attendu que
ces racines n'avaient guère plus que le quart de
leur volume normal. Un gargarisme approprié
rendit en peu de temps la santé à cette bouche
que j'avais vue si malade ; l'absorption des alvéoles se continua régulièrement, et après cinq
semaines, je pus placer un dentier qui fonctionne
parfaitement depuis, et qui fonctionnera de
même pendant toute sa vie. Chose singulière !

c'est que, depuis ce même temps, il peut se servir également du malheureux dentier parisien, qui lui a coûté, par les voyages qu'il a faits à son sujet, la somme énorme de mille francs! Que voulez-vous? on le dit et on le croit : *Gniak* Paris et ses mécaniciens (1) pour la *pose* des *râteliers*.

On croit à tort que l'extraction des racines s'accompagne toujours d'une vive souffrance; cette opération est au contraire presque exempte de douleur quand elle est faite avec un instrument approprié et l'habileté convenable; elle ne doit pas être comparée dans ses résultats avec celle qui a pour but l'évulsion d'une dent cariée. Cela est facile à démontrer : en effet, nous avons vu que chaque racine est reçue dans une cavité qui lui est ménagée dans la mâchoire et qui se moule exactement sur elle; cette cavité est tapissée par une membrane fibreuse, résistante, adhérant aux racines et ne possédant presque pas de sensibilité; cela devait être ainsi : la *sage* nature ne pouvait pas faire *impressionnable* une membrane destinée à recevoir une pression énorme pendant l'acte de la mastication.

Quand il s'agit d'enlever une dent malade, on déchire d'abord et nécessairement cette membrane *insensible*, et par conséquent ce n'est pas dans ce temps de l'opération qu'est la douleur.

(1) Ce mot de mécanicien appliqué aux dentistes me semble fort plaisant; c'est le titre imaginé par ceux qui n'ont pu, par des examens, conquérir l'honorable titre de chirurgien.

Celle-ci n'a lieu que quand on rompt le pédicule vasculo-nerveux que l'on sait pénétrer dans la racine. Il faut ajouter à cette souffrance celle qui est produite par la pression que le panneton de la clé de Garengeot, quand on se sert de cet instrument, exerce sur la gencive. Mais, quand on doit extraire la racine d'une dent morte, le pédicule vasculo-nerveux, siége de la sensibilité, n'existe plus; et, comme il ne faut jamais se servir de la clé pour cette opération, vous n'avez pas non plus cette autre cause de douleur : la pression sur la gencive. Il est pourtant une exception : comme, d'après la croyance généralement admise, les racines ne sont pas dangereuses et doivent être laissées en place tant qu'elles ne font pas mal, on ne va trouver le dentiste que quand la maladie aiguë de cette membrane (le périoste) provoque des douleurs violentes et semblables au *mal de dents.* Dans ce cas, la maladie ayant fait naître dans le périoste une sensibilité qui n'existe pas à l'état normal ou même à l'état d'inflammation chronique, l'extraction est toujours suivie d'une douleur aiguë qui persiste quelquefois pendant plusieurs heures et même pendant plusieurs jours.

C'est une grave erreur, je ne me lasse pas de le répéter, que de croire que les racines ne sauraient être malfaisantes quand elles ne sont pas douloureuses. Et cependant ce préjugé est tellement profond, qu'il est difficile de le combattre avec avantage par les armes du raisonnement ;

c'est ainsi que, tout récemment, j'avais dans mon cabinet un *monsieur* bien élevé, paraissant intelligent, qui portait depuis quelques années une malheureuse dent à pivot. Eh bien! une exfoliation considérable de l'os de la mâchoire, une suppuration abondante fournie par les parties qui environnaient la racine servant de support au pivot, le chancellement des dents latérales qui étaient reçues dans des alvéoles symptômatiquement affectés, la fétidité de l'haleine, une ulcération à la lèvre supérieure produite par l'extrémité de cette racine, qui s'était fait jour à travers sa gencive, ne lui semblèrent pas des raisons suffisantes pour se débarrasser au plus vite de cet horrible *chicot* par une opération *bénigne*, qui ne pouvait donner lieu à la plus petite douleur.

Il est encore des conséquences fâcheuses amenées par l'existence des racines et des dents mortes; je veux parler des erreurs de pratique qu'elles font commettre très-souvent. C'est ainsi qu'il arrive journellement qu'une dent affectée de carie simple devient douloureuse par suite de l'irritation morbide occasionnée par les racines du voisinage, et se trouve sacrifiée inconsidérément, tandis que celles-ci, ne faisant aucun mal, sont laissées dans la bouche. Il arrive alors que le soulagement n'est que temporaire; que, la même cause subsistant toujours, d'autres dents malades deviendront également douloureuses et partageront le sort de la première. Il n'est pas rare de voir plusieurs dents qu'un traitement rationnel aurait pu conserver pendant des années et même pendant toute la vie, être ainsi arrachées inhumainement.

Toutes les fois qu'il s'agit de traiter les maladies des dents et de leurs annexes, il faut procéder par ordre et n'arriver aux opérations conservatrices qu'en dernier lieu ; c'est ainsi que, si on pratique le limage, le plombage, etc., etc., sur des dents simplement cariées, tandis que la bouche contiendra des dents mortes, du tartre, que le périoste, les alvéoles, les mâchoires, seront affectés de quelque maladie, ces opérations qui, faites en temps opportun, auraient réussi à préserver les dents, deviendront au contraire une cause puissante qui activera les affections qu'elles avaient pour but de guérir. Les racines étant la cause prochaine des maladies de la bouche, c'est par leur extraction que commencera tout traitement. Ensuite, par l'enlèvement complet du tartre, par l'emploi judicieux de moyens médicaux, les parties seront rendues successivement à la santé ; et c'est quand ce résultat sera obtenu, mais seulement alors, qu'il faudra recourir aux opérations conservatrices que les dents malades réclameront.

Par cette méthode rationnelle, que je ne fais qu'indiquer ici, parce que je suis à même de la développer dans une brochure qui paraîtra incessamment, il n'est pas une bouche, quelque malade qu'elle soit, qui ne puisse être rendue à la santé.

Est-ce selon ces principes que l'on agit généralement? Hélas non! Il est bien plus facile et
plus lucratif d'exploiter la peur, les préjugés et
l'engouement du public pour des spécifiques
verts ou rouges. Et puis, une drogue affublée
d'un nom exotique et ronflant, quelque force
dans le poignet, une impudente audace et l'habileté à décliner l'accomplissement d'une opération difficile mais urgente par des raisons toujours qualifiées de *sages* et *prudentes* par le client,
ne dispensent-elles pas de tout savoir?...

Si les charlatans et les ignorants, qui abon-
dent dans notre profession, dont ils sont la honte,
étaient susceptibles de revenir à des sentiments
honnêtes, et si partant ils consacraient plusieurs
années à des études sérieuses et à des observa-
tions judicieuses, ils feraient cette triste décou-
verte, que tout ce qu'ils pourraient accomplir de
sage à l'avenir ne saurait compenser les maux
affreux qu'ils ont infligés à leurs semblables.

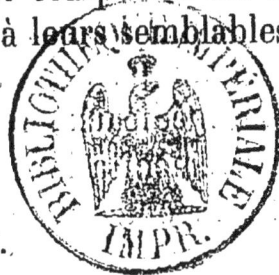

FIN.

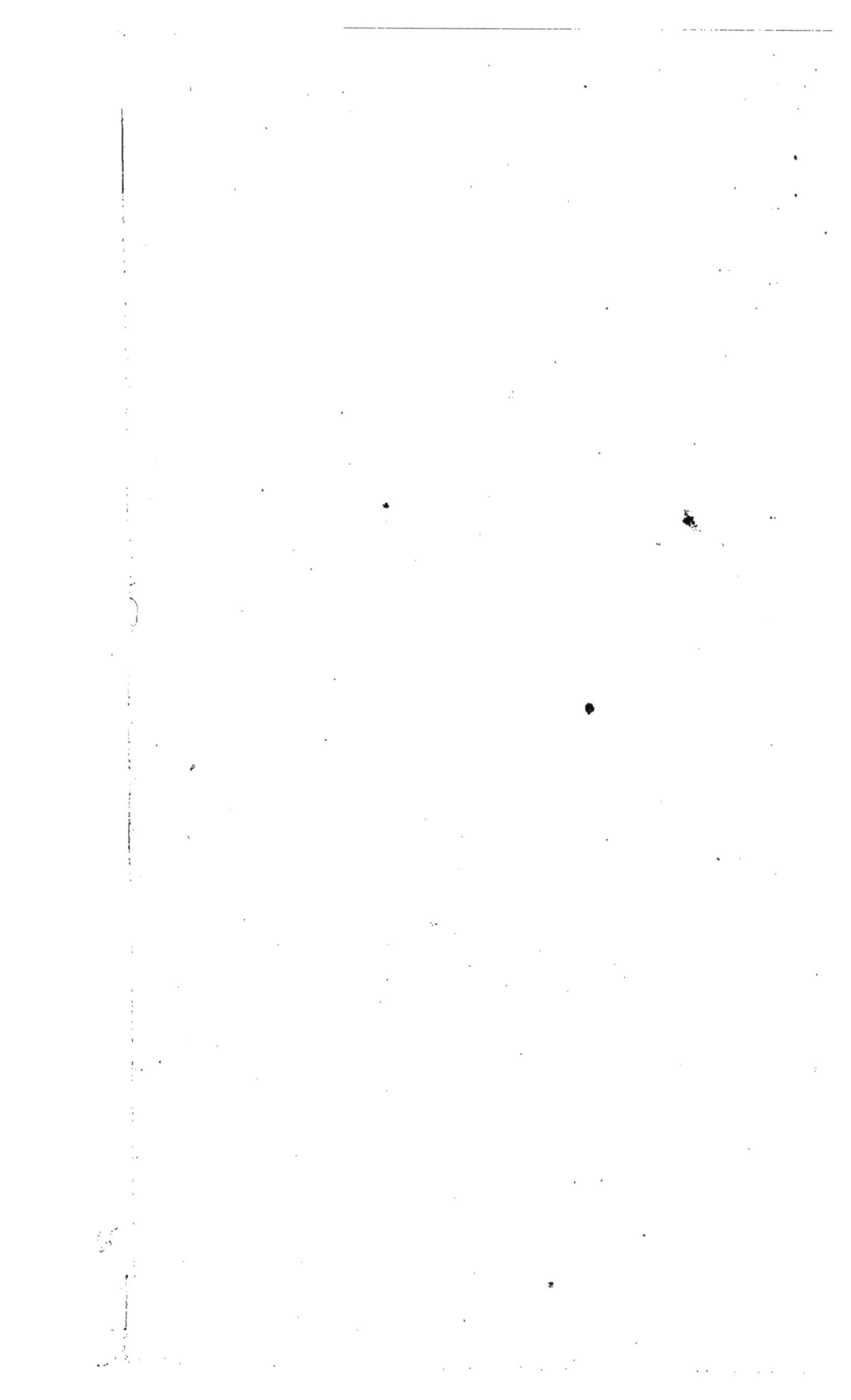

www.ingramcontent.com/pod-product-compliance
Lightning Source LLC
Chambersburg PA
CBHW070147200326
41520CB00018B/5329